AF336932

# NOTICE

## SUR

## LES EAUX MINÉRALES

## D'HOMBOURG,

### PRÈS FRANCFORT SUR LE MEIN.

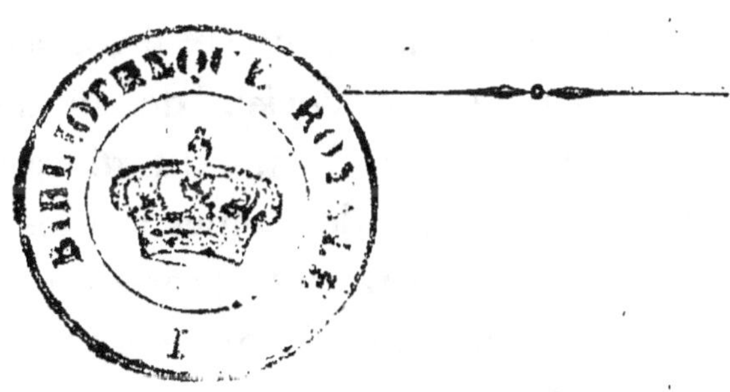

TOUL,

IMPRIMERIE DE Vᵉ BASTIEN.

—

1838.

# NOTICE

SUR

# LES EAUX MINÉRALES

# D'HOMBOURG.

Hombourg est située dans une contrée favorisée des dons de la nature, au pied et à l'orient des montagnes du Taunus, à 600 pieds au-dessus du niveau de la mer. Cette ville est environnée de plaines fertiles, plantées d'arbres fruitiers, de prairies arrosées par de nombreux ruisseaux limpides, et de gracieux vallons. Les vastes jardins du Landgrave ( on appelle ainsi le souverain, ou plutôt le père de cet heureux pays ) ouverts au public, ainsi que ses parcs, offrent aux promeneurs la plus agréable ressource, tout à leur portée. Pour ceux qui désirent de plus longues promenades, une allée de peupliers gigantesques, d'une lieue de longueur, les conduit à l'ombre, depuis les jardins jusque dans les bois du Taunus. En gravissaut les monts divers de cette chaîne, dont le plus élevé est à 2654 pieds au-dessus du niveau de la mer, on jouit des points de vue les plus variés, étendus et pittoresques. L'œil découvre le Rhin et le Mein, les villes de Mayence, de Francfort, d'Hombourg, et une foule de bourgs et villages. Ces avantages ont toujours fait d'Hombourg un endroit des plus agréables et des plus renommés des environs, pour la salubrité de l'air.

La ville a un aspect riant ; elle offre beaucoup de logemens à louer aux étrangers, tant dans des maisons particulières, que dans des auberges. Elle est à 4 lieues de poste de Francfort et 9 de Mayence.

Il y a une source pour les bains.

Une d'eau minérale, agréable à boire, dite Sauerbrunnen.

La source d'Elisabeth, employée pour les cures.
Voici le contenu de chacune.

### SOURCE POUR LES BAINS.

Sur une livre d'eau il y a, savoir :

1° En substance gazeuse, $22^{po},728$ d'acide carbonique, à 9 degrés du thermomètre de Réaumur, et 28 du baromètre.

2° En substances solides :

o,212 grains de sulfate de chaux.

15,285      — chlorure de chaux.

o,oo2      — hydrobromate de magnésie.

5,904      — muriate de magnésie.

o,384      — muriate de potasse.

108,392      — muriate de soude.

o,164      — silice.

o,480      — protoxide de fer carbonaté.

o,o54      — alumine.

9,698      — carbonate de chaux.

2,485      — carbonate de magnésie.

143,060

Les effets de cette eau répondent à son analyse, c'est-à-dire qu'ils produisent ceux des eaux salines en général, mais à un haut degré.

## SOURCE DITE SAUERBRUNNEN.

Elle est située à vingt pas de la source pour les bains, dans un bassin rond, creusé dans un fond. Elle contient sur une livre d'eau.

Gaz carbonique libre            8 pouces cubes.

*idem*        mêlé de terre 1 $\frac{1}{2}$

grains

Sulfate de chaux. . . . . . . . . . .      $0, \frac{22}{25}$

Muriate de soude. . . . . . . . . . .      $12, \frac{1}{12}$

Muriate de chaux. . . . . . . . . . .      $2, \frac{17}{100}$

Muriate de magnésie. . . . . . . .      $0, \frac{37}{100}$

| | grains |
|---|---|
| Chaux....................... | $1, \frac{14}{25}$ |
| Magnésie.................... | $«, \frac{11}{20}$ |
| Alumine..................... | $«, \frac{3}{20}$ |
| Silice....................... | $«, \frac{5}{8}$ |
| Protoxide de fer............. | $«, \frac{7}{100}$ |
| Résine...................... | $«, \frac{7}{100}$ |

Cette source est à classer parmi celles, légèrement acidulées, que l'on trouve fréquemment au pied du Taunus, et elle sert de boisson rafraîchissante. Son usage est d'autant plus agréable, qu'elle contient peu de substance ferrugineuse; elle n'est point mauvaise pour l'estomac ni au goût, et plaît généralement lorsqu'on la mélange avec le vin. On en boit beaucoup dans la contrée, et l'on peut la supporter sans inconvénient, dans les fièvres et les maladies inflammatoires.

## LA SOURCE D'ÉLISABETH.

Sur cent parties de cette eau, il y a savoir:

        1,030661  de chlorure de sodium,
        0,004967  sulfate de soude,
        0,101029  chlorure de chaux,
        0,101457  *idem* de magnésium,
        0,004112  silice,
        0,143106  carbonate de chaux,
        0,026219  *idem* de magnésie,
        0,006020  protoxide de fer carbonaté,
        0,281000  gaz carbonique libre.
        ─────────
        1,698571

Au poids, une livre de cette source contient.

grains

79,1547   de chlorure de sodium,

0,3809   de sulfate de soude,

7,7568   de chlorure de chaux,

7,7670   de *idem* de magnésium,

0,3157   de silice,

10,9824   de carbonate de chaux,

2,0111   *idem* de magnésie,

0,4608   de protoxide de fer carbonaté,

21,4808   gaz carbonique libre.

Total. 130,3102

La livre dont il s'agit est celle du grand duché de Hesse; mais comme elle se subdivise de la même manière que la livre usuelle de France, la proportion indiquée par l'analyse ci-dessus, reste la même, supposé qu'il y ait différence entre les deux poids.

32 pouces cubes d'eau de la source d'Elisabeth, à la température de 19 degrés de Réaumur, et sous la pression de 27 pouces 9 lignes, contiennent un volume de 58 pouces $\frac{18}{100}$ cubes de gaz acide carbonique, dont 10 pouces $\frac{11}{100}$ combiné, et 48 pouces $\frac{11}{100}$ libre.

M. le docteur Liébig, professeur de chimie à l'université de Giessen, près de Hombourg, à qui l'on doit cette analyse, ne croit pas que parmi les nombreuses sources d'eaux minérales que l'Allemagne renferme, il y en ait d'aussi riches en substances efficaces et médicamenteuses que la source d'Elisabeth à Hombourg.

Outre ce témoignage d'un homme célèbre dans la contrée, on a recueilli quelques faits des plus saillans et des mieux avérés parmi les cures opérées en 1836, ( nous les rapporterons plus bas ) vu que cette année-là seulement, la source d'Elisabeth, récemment découverte, fut appropriée et employée.

Des eaux ont besoin, comme toute autre espèce de remède, que la renommée et l'expérience les fassent connaître ; celles d'Hombourg n'eurent donc en 1836, époque de leur commencement, que 180 visiteurs malades; l'excellent effet qu'ils en éprouvèrent amena déjà plus de 800 malades en 1837 : il en est venu du fond de la Westphalie et de Nuremberg, c'est-à-dire d'une cinquantaine de lieues. Quelques Anglais y sont venus aussi. Tous en ont éprouvé des effets salutaires, et beaucoup de cures radicales ont encore été effectuées. On n'en a tenu aucune note, celles de l'année précédente ayant paru suffisantes pour établir l'efficacité des eaux d'Hombourg.

## MALADIES

Pour lesquelles l'eau de la source d'Élisabeth a été employée avec succès par les médecins.

### 1° *Celles du bas-ventre.*

(*A*) Abondance de glaires dans le bas-ventre, caractérisée par le dégoût des alimens, des vomissemens chroniques, la constipation, des aigreurs d'estomac, des vents, etc.

*(B)* Surabondance de sang dans le bas-ventre, dont les conséquences sont: l'atonie de quelques organes, particulièrement du foie; une obésité morbifique; l'engorgement des canaux intestinaux; la mauvaise circulation du sang; l'hypocondrie; des inflammations chroniques dans les intestins.

*(C)* L'interruption du flux hémorroïdal.

*(D)* La suppression menstruelle et les maux qu'elle entraîne, tels que les pâles couleurs et les convulsions épileptiques.

### 2° *De la poitrine.*

*(A)* Engorgemens glaireux des poumons, sous la forme de catarrhes glaireux et d'asthmes.

*(B)* Toux et crachemens de sang provenant de la suppression des hémorroïdes.

### 3° *Vices de sécrétion du sang.*

### 4° *Scrophules.*

Gonflemens des glandes, abcès et exanthèmes.

Voici quelques citations des guérisons opérées en 1836.

Un homme d'un âge avancé et d'une corpulence exagérée, attaqué d'une hypocondrie invétérée, avec des étourdissemens et le pouls intermittent, ayant vainement usé des eaux de Kissingen, fut guéri par celles d'Hombourg; son ventre diminua d'un tiers.

Un autre, atteint d'un dégoût total de toute nourriture, ayant la bouche extrêmement pâteuse et des constipations qui depuis plus d'un an résistaient opiniâtrément aux plus puissans dissolvans et à d'autres remèdes, fut guéri au bout de 4 semaines d'usage des eaux d'Hombourg.

Une personne malade depuis un an, d'obstructions intestinales, de dégoût des alimens et de douleurs au foie ainsi qu'à la rate, contre lesquelles tout remède thérapeutique avait été impuissant, fut guérie radicalement en prenant ces eaux pendant 8 semaines.

Une autre, tourmentée de très anciennes constipations et de maux de tête habituels, a été guérie par l'usage des eaux pendant environ 2 mois. Elle se porte actuellement très bien ; ses selles s'opèrent sans difficulté et sans employer aucun remède.

Une inflammation chronique du foie avec accroissement de cet organe, avait résisté à l'emploi de beaucoup d'eaux minérales diverses, prises intérieurement et en bains ; elle céda à 3 semaines d'usage des eaux d'Hombourg.

Un jeune homme qui avait une disposition décidée aux hémorroïdes, mais chez qui elles n'étaient pas formées, ayant pris les eaux sans consulter de médecins ni suivre de régime, s'attira un crachement de sang dangereux. Un traitement médical ayant remédié à cet accident, il supporta ensuite fort bien les eaux, et des sécrétions hémorroïdales s'effectuèrent chez lui d'une manière normale.

Deux hommes venus de loin étaient attaqués d'une gastro-entérite chronique, à un si haut degré, qu'ils ne pouvaient plus manger sans éprouver des vomissemens, de violentes douleurs d'estomac, des étouffemens, et un grand épuisement ; ils supportèrent bien les eaux, et, suivant une diète sévère, ils se rétablirent presque miraculeusement. L'un d'eux était si bas lors de son arrivée, qu'il ne pouvait boire l'eau à la fontaine ; il fallait la lui apporter dans sa chambre, et il se traînait avec peine jusqu'à son bain : au bout de trois semaines, il faisait une lieue à pied sans grande fatigue, et après la 4ᵉ semaine il s'en retourna guéri. L'autre, qui avait en même tems des obstructions au foie et accroissement de cette partie, n'ayant pu rester que trois semaines, parce que des motifs urgens le rappelaient chez lui, s'en fut beaucoup mieux portant qu'il n'était venu.

Une fille était tourmentée de convulsions épileptiques, par suite d'irrégularité de menstruation, puis même de leur suppression totale. Un assez long usage des eaux la régla, et elle fut débarrassée de ses convulsions.

Une dame avait depuis 5 mois de fréquentes pertes de sang, et ne savait si elle était enceinte ou non. Après quelques jours d'usage des eaux et des bains, elle accoucha d'un mole et les pertes cessèrent.

Deux jeunes filles scrophuleuses, l'une de 12 ans, ayant des dartres, l'autre de 14 ans, souffrant de gonflemens opiniâtres des glandes, et d'abcès, ont recouvré entièrement la santé.

Un homme chez qui le sang se portait au bas-ventre, et qui par cette raison avait un embonpoint morbifique, menacé déjà souvent d'apoplexie, fit usage de ces eaux avec le succès le plus prononcé.

Une femme de 30 ans, stérile après plusieurs années de mariage, d'un tempérament phlegmatique et d'une constitution sanguine, dont la menstruation était régulière, mais médiocre à proportion, et dont l'apparition était toujours accompagnée de douleurs ; qui en outre souffrait de constipations, obtint en prenant les eaux, l'effet le plus prompt comme le plus satisfaisant. La première menstruation s'effectua presque sans douleurs ; les selles devinrent régulières sans dureté ni signes d'échauffement ; la tension et le gonflement du ventre disparurent ; et quelques mois après elle était enceinte.

On peut citer aussi comme ayant été radicalement guéris ; savoir :

Une femme attaquée d'étourdissemens périodiques, ayant des amas de glaires et menacée d'apoplexie.

Trois autres femmes souffrant de constipation et d'hystérie, après une cure de trois semaines.

Trois jeunes demoiselles ayant les pâles couleurs, de la pesanteur dans les membres et des oppressions. Leurs menstrues supprimées se rétablirent très régulièrement.

Deux personnes crachant le sang par suite de suppression des hémorroïdes.

Une autre, qui par la même cause, vomissait le sang.

Un homme souffrant habituellement de violens maux de tête.

Une dame atteinte d'une inflammation chronique au gosier.

Une autre ayant des abcès au larinx : elle avait passé une partie de l'été aux eaux d'Ems, sans éprouver de soulagement.

Un homme de 44 ans, qui avait vainement cherché dans l'usage des eaux les plus célèbres de l'Allemagne, la guérison d'une hypocondrie invétérée.

Un petit garçon de huit ans atteint d'une phthysie simple.

Une femme de 48 ans, malade depuis long-tems d'une goute atonique.

On n'a cité que les principales cures, sans parler de la plupart des guérisons obtenues, parce qu'elles se rattachent à des cas semblables.

L'expérience a prouvé que l'eau d'Hombourg procure le meilleur effet lorsqu'on la prend le matin à jeun. On commence par un gobelet, en augmentant successivement la dose, et la portant, suivant la constitution, jusqu'à une bouteille.

On a remarqué que l'eau, après avoir été pendant quelque tems renfermée, déposait légèrement, il serait donc bon, avant d'ouvrir le vase qui la renferme, de la laisser reposer quelques minutes avant de verser dans le gobelet.

Du reste, ce dépôt, s'il était bu, ne serait préjudiciable en rien à la santé.

On recommande de se promener au grand air, une heure ou deux, pendant qu'on boit. Mais comme cette eau minérale est un remède puissamment dissolvant, excitant et fortifiant, l'usage en doit être rationnellement réglé. Tout malade agira donc prudemment en consultant un médecin là-dessus, afin d'éviter les inconvéniens que pourrait entraîner son emploi mal appliqué.

L'eau de la source d'Elisabeth s'expédie au loin en cruchons ou demi-cruchons, même en bouteilles, suivant les demandes que l'on adresse affranchies au Directeur des eaux minérales du Landgrave de Hesse-Hombourg, à Hombourg-ès-Monts, près Francfort sur le Mein. Il ne faut pas négliger cette dernière indication, en raison de ce qu'il y a plusieurs Hombourg en Allemagne.

# SIGNES DES CRUCHONS.

—

## INCRUSTÉ SUR LE CRUCHON.

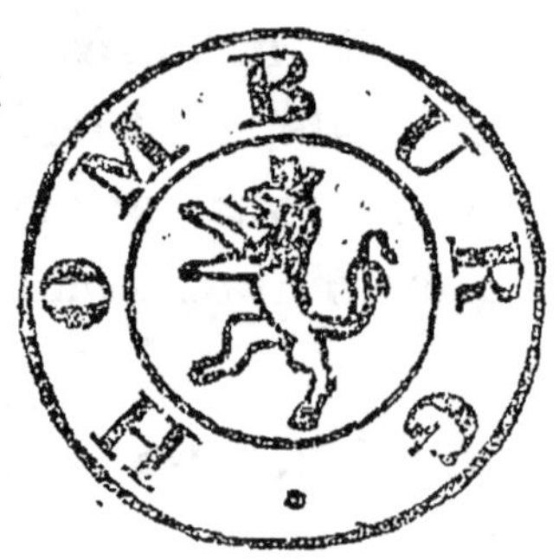

## CACHET APPOSÉ A L'EXTRÉMITÉ INFÉRIEURE DU BOUCHON.

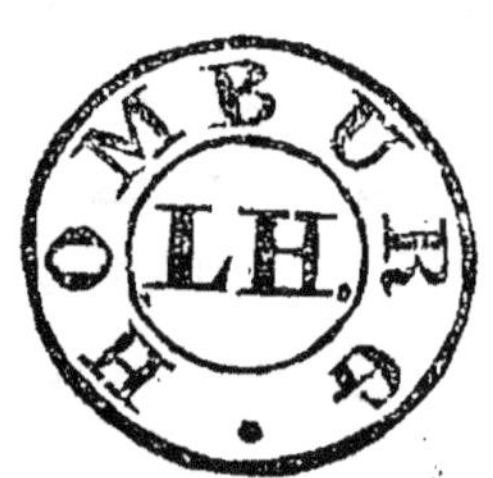

## CACHET APPOSÉ SUR LE BOUCHON.

TOUL, IMPRIMERIE DE Vᵉ BASTIEN.

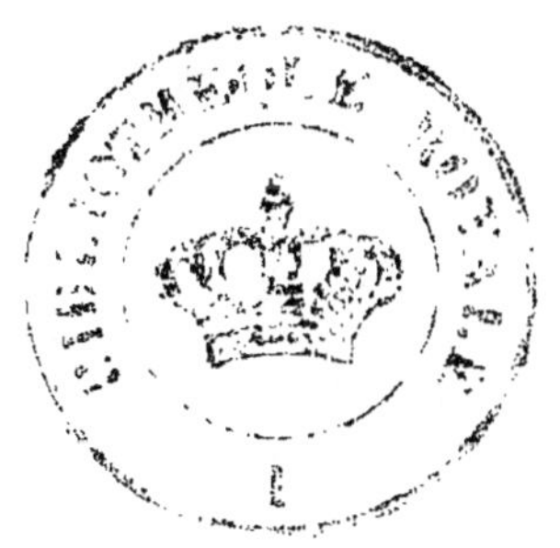